Prosperare con l'autismo adulto

Strategie pratiche per migliorare le abilità sociali, il successo professionale e la realizzazione personale

Gina Morton

Sommario

introduzione

Comprendere l'autismo negli adulti

Il disturbo dello spettro autistico (ASD) è un termine che comprende una serie di condizioni neurologiche caratterizzate da sfide con abilità sociali, comportamenti ripetitivi, linguaggio e comunicazione non verbale. La natura dello spettro dell'autismo fa sì che si manifesti in modo diverso in ogni individuo, rendendolo un'esperienza unica e profondamente personale. Comprendere l'autismo adulto richiede non solo un apprezzamento degli ampi criteri diagnostici, ma anche una consapevolezza compassionevole di come influisce sulla vita quotidiana, sulle relazioni e sulla crescita personale.

L'autismo non è un fenomeno moderno. I documenti storici suggeriscono la sua presenza attraverso culture ed epoche, anche se è stato solo negli ultimi decenni che le comunità mediche e psicologiche ne hanno sviluppato una comprensione più sfumata. L'autismo è definito da alcune caratteristiche e sintomi chiave. Negli adulti, questi possono includere difficoltà nelle interazioni sociali, una forte preferenza per la routine e interessi specifici e intensi. Le interazioni sociali possono essere impegnative, con le persone che spesso trovano difficile leggere i segnali sociali, comprendere la comunicazione implicita o impegnarsi in chiacchiere. Ciò può portare a sentimenti di isolamento e incomprensioni.

Routine e comportamenti ripetitivi sono comuni anche nell'autismo. Questi potrebbero includere la necessità di programmi giornalieri rigorosi o rituali specifici che forniscano conforto e prevedibilità. Sebbene queste routine possano essere fonte di forza e stabilità, le deviazioni possono causare disagio significativo. Interessi o hobby intensi sono un altro segno distintivo. Gli adulti con autismo spesso si immergono profondamente negli argomenti che li appassionano, dimostrando una profonda conoscenza e competenza. Questi interessi possono essere fonte di gioia e soddisfazione, ma possono anche sembrare insoliti ad altri che non condividono la stessa intensità.

Nonostante la crescente consapevolezza, persistono molte idee sbagliate e stereotipi sull'autismo. Uno dei miti più diffusi è che tutti gli individui con autismo siano simili, quando in realtà la natura dello spettro del disturbo implica un'immensa variabilità. Alcune persone potrebbero presumere che gli adulti con autismo manchino di empatia o siano incapaci di formare relazioni significative. In realtà, molti individui autistici sperimentano emozioni profonde e apprezzano le connessioni strette, sebbene possano esprimerle e percepirle in modo diverso. Un altro stereotipo è che l'autismo è sempre legato alla disabilità intellettiva. Mentre alcuni individui con autismo hanno anche disturbi cognitivi, molti altri hanno un'intelligenza media o superiore alla media. Queste idee sbagliate possono portare allo stigma e alla discriminazione, che non fanno altro che aumentare le sfide affrontate dagli adulti con autismo.

Affrontare queste idee sbagliate richiede uno sforzo concertato per aumentare l'accettazione e la consapevolezza. L'accettazione va oltre la semplice tolleranza; implica una comprensione e un apprezzamento genuini delle prospettive e dei punti di forza unici che gli individui autistici portano con sé. La consapevolezza implica educare la società sulla realtà dell'autismo, sfatare i miti e promuovere un ambiente più inclusivo.

L'accettazione e la consapevolezza sono cruciali per diversi motivi. Aiutano a ridurre l'isolamento sociale e i problemi di salute mentale che sperimentano molti adulti con autismo. Promuovendo una società più inclusiva, consentiamo alle persone autistiche di contribuire con i propri talenti e competenze in modo più efficace, a vantaggio di tutti. Inoltre, l'accettazione e la consapevolezza consentono alle persone con autismo di difendere i propri bisogni e diritti, promuovendo una maggiore fiducia in se stessi e autonomia.

Il viaggio per comprendere l'autismo adulto è profondamente personale e varia da individuo a individuo. È un viaggio che richiede empatia, pazienza e volontà di sfidare le nozioni preconcette. Man mano che approfondiamo questo libro, esploreremo strategie pratiche per migliorare le abilità sociali, raggiungere il successo professionale e trovare la realizzazione personale. Ogni capitolo è progettato per offrire approfondimenti, strumenti e ispirazione per aiutare gli adulti con autismo a percorrere i loro percorsi unici.

Abbracciando la complessità e la ricchezza dell'esperienza autistica, possiamo creare un mondo in cui tutti abbiano l'opportunità di prosperare. Che tu sia un individuo con autismo, un membro della famiglia, un amico o un professionista, questo viaggio di comprensione e accettazione è un passo fondamentale verso una società più inclusiva e compassionevole. Mentre andiamo avanti, teniamo presente l'importanza di celebrare l'individualità e promuovere ambienti in cui ogni persona possa raggiungere il proprio pieno potenziale.

L'autismo, nella sua essenza, è una parte del ricco arazzo della diversità umana. Ci sfida a ripensare le nostre ipotesi sulla comunicazione, l'interazione sociale e l'intelligenza. Aprendo i nostri cuori e le nostre menti all'esperienza autistica, possiamo imparare preziose lezioni sulla resilienza, sulla creatività e sul potenziale illimitato dello spirito umano.

Mentre esploriamo le caratteristiche e i sintomi dell'autismo negli adulti, vedremo che questi non sono solo criteri diagnostici ma aspetti di un'esperienza profondamente umana. Le sfide sociali, la routine e gli interessi intensi non sono deficit ma modi diversi di interagire con il mondo. Offrono intuizioni e prospettive uniche che possono arricchire la nostra comprensione collettiva.

Allo stesso modo, affrontare idee sbagliate e stereotipi richiede un impegno per l'apprendimento e il disimparamento continui. Implica l'ascolto delle voci autistiche, la sfida alle narrazioni dannose e la promozione di rappresentazioni positive e accurate dell'autismo in tutti gli ambiti della vita. L'accettazione e la consapevolezza non sono obiettivi finali ma processi continui che richiedono la nostra partecipazione attiva.

Nel comprendere l'autismo adulto, riconosciamo anche l'importanza dei sistemi di supporto. La famiglia, gli amici e i professionisti svolgono un ruolo cruciale nella vita degli individui autistici. Il loro supporto, comprensione e sostegno possono fare una differenza significativa nell'affrontare le sfide e nel celebrare i successi. Questo libro mira a fornire non solo informazioni ma anche una guida pratica per coloro che supportano gli adulti con autismo.

In definitiva, l'obiettivo è consentire agli adulti con autismo di condurre vite appaganti e significative. Ciò comporta la creazione di opportunità di crescita personale, connessione sociale e realizzazione professionale. Significa anche riconoscere e onorare il contributo unico che gli individui autistici apportano alle nostre comunità e alla società nel suo insieme.

Mentre intraprendi questo viaggio attraverso le pagine di questo libro, ti invitiamo ad affrontare ogni capitolo con una mente aperta e un cuore compassionevole. Le storie, le strategie e le intuizioni condivise qui hanno lo scopo di ispirare e informare, sfidare e edificare. Sono una testimonianza della forza, della resilienza e del potenziale della comunità autistica.

Andiamo avanti insieme, abbracciando la diversità dell'esperienza autistica e lavorando per un futuro in cui ogni individuo sia valorizzato e supportato. Il percorso verso la comprensione e l'accettazione non è sempre facile, ma è uno dei viaggi più gratificanti che possiamo intraprendere. In tal modo, apriamo la strada a un mondo in cui tutti, indipendentemente dalle differenze neurologiche, hanno l'opportunità di prosperare.

Capitolo 1

Sviluppare capacità di comunicazione efficaci

La capacità di comunicare in modo efficace è una pietra angolare dell'interazione umana, influenzando le nostre relazioni, il successo professionale e il benessere generale. Per gli adulti con autismo, sviluppare capacità di comunicazione efficaci può essere particolarmente impegnativo ma immensamente gratificante. Questo capitolo approfondisce le complessità della comunicazione verbale e non verbale, comprende i segnali sociali e padroneggia le tecniche di ascolto attivo, offrendo strategie pratiche e approfondimenti per migliorare queste abilità essenziali.

Una comunicazione efficace è molto più che un semplice scambio di parole; si tratta di connettersi con gli altri, trasmettere pensieri ed emozioni e comprendere le prospettive di chi ci circonda. Per gli adulti con autismo, la comunicazione verbale a volte può essere un compito arduo. Le sfumature del linguaggio, del tono e del contesto richiedono un livello di comprensione intuitiva che potrebbe non essere naturale. Tuttavia, con pazienza e pratica, queste abilità possono essere affinate.

La comunicazione verbale prevede l'uso delle parole per trasmettere un messaggio. Per molti adulti con autismo, possono sorgere difficoltà nel trovare le parole giuste, strutturare le frasi o modulare il tono e l'intonazione. Alcuni potrebbero avere un'interpretazione letterale del linguaggio, rendendo gli idiomi, il sarcasmo e le battute particolarmente confusi. Per migliorare la comunicazione verbale, è utile iniziare con un linguaggio chiaro e conciso. Suddividere idee complesse in parti più semplici e gestibili può rendere la comunicazione più accessibile.

Anche esercitare le capacità di conversazione in un ambiente favorevole può essere utile. L'interpretazione di diversi scenari, come ordinare del cibo in un ristorante o fare una chiacchierata con un collega, può creare fiducia e competenza. Inoltre, l'utilizzo di ausili visivi o note scritte può servire come utili promemoria durante le conversazioni.

La comunicazione non verbale è altrettanto cruciale e spesso più difficile da padroneggiare. Comprende il linguaggio del corpo, le espressioni facciali, il contatto visivo e i gesti, che possono influenzare in modo significativo il modo in cui i messaggi vengono percepiti e compresi. Per gli adulti con autismo, interpretare questi segnali non verbali può essere difficile. Tuttavia, diventare consapevoli dei propri segnali non verbali e imparare a leggere quelli degli altri può migliorare notevolmente la comunicazione.

Esercitarsi davanti a uno specchio o con un amico fidato può aiutare a comprendere come vengono percepite le diverse espressioni e i gesti. Ad esempio, mantenere un contatto visivo adeguato può trasmettere interesse e sincerità, mentre una postura rilassata può segnalare apertura e conforto. Prestare attenzione a questi elementi non verbali può aiutare a colmare il divario tra le parole pronunciate e il significato inteso.

Comprendere i segnali sociali è un'altra componente fondamentale di una comunicazione efficace. I segnali sociali sono suggerimenti e segnali sottili che guidano le nostre interazioni, come cambiamenti nel tono, nel linguaggio del corpo o nel contesto di una conversazione. Per gli adulti con autismo, questi segnali possono essere facilmente persi o fraintesi, portando a malintesi o passi falsi sociali.

Un modo per migliorare la comprensione dei segnali sociali è attraverso l'osservazione e la pratica. Guardare film, programmi TV o interazioni nella vita reale può fornire esempi di come i segnali sociali vengono utilizzati in diversi contesti. È utile concentrarsi sull'interazione tra segnali verbali e non verbali e sulle risposte che suscitano. Discutere queste osservazioni con un amico o un mentore può fornire ulteriori approfondimenti e chiarimenti.

Oltre all'osservazione, la ricerca di feedback da parte di persone fidate può essere preziosa. Un feedback onesto e costruttivo può evidenziare aree di miglioramento e rafforzare comportamenti comunicativi positivi. Nel tempo, questa pratica può portare a una comprensione più intuitiva dei segnali sociali, rendendo le interazioni più fluide e piacevoli.

L'ascolto attivo è un'altra abilità essenziale per una comunicazione efficace. Implica il coinvolgimento totale con l'oratore, la comprensione del suo messaggio e la risposta ponderata. L'ascolto attivo va oltre il semplice ascolto delle parole; richiede di prestare attenzione al tono di chi parla, al linguaggio del corpo e allo stato emotivo.

Per gli adulti con autismo, l'ascolto attivo può essere particolarmente impegnativo a causa della sensibilità sensoriale o delle difficoltà nell'elaborare più stimoli contemporaneamente. Tuttavia, esistono strategie per migliorare questa abilità. Un approccio è ridurre al minimo le distrazioni durante le conversazioni. Trovare un ambiente tranquillo e confortevole può aiutare a focalizzare l'attenzione su chi parla. Mantenere il contatto visivo, annuire e usare affermazioni verbali come "vedo" o "capisco" può segnalare a chi parla che il suo messaggio è stato ricevuto.

Un'altra tecnica è praticare l'ascolto riflessivo. Ciò implica parafrasare o riassumere ciò che l'oratore ha detto per garantire la comprensione. Ad esempio, dire "Quindi quello che stai dicendo è..." può confermare che il messaggio è stato ricevuto correttamente e offrire l'opportunità di chiarimenti, se necessario. L'ascolto riflessivo non solo dimostra coinvolgimento, ma aiuta anche a conservare ed elaborare le informazioni.

È anche importante essere pazienti con se stessi mentre si sviluppano queste abilità. La comunicazione è complessa ed è naturale incontrare difficoltà lungo il percorso. Celebrare i piccoli successi e riconoscere i progressi può favorire la motivazione e la fiducia. Anche cercare il sostegno di terapisti, gruppi di supporto o coach della comunicazione può fornire una guida e un incoraggiamento preziosi.

Costruire capacità di comunicazione efficaci non è uno sforzo una tantum ma un viaggio continuo. Ogni interazione offre l'opportunità di apprendere e crescere. Concentrandosi sulla comunicazione verbale e non verbale, comprendendo i segnali sociali e praticando l'ascolto attivo, gli adulti con autismo possono migliorare la loro capacità di connettersi con gli altri, esprimersi e navigare nel mondo sociale con maggiore facilità e sicurezza.

Immagina uno scenario in cui ti trovi a un incontro sociale, magari una funzione di lavoro o un evento comunitario. La stanza è piena di conversazioni, risate e un ronzio di attività. Come adulto con autismo, tali ambienti possono essere travolgenti. La miriade di segnali sociali, la necessità di impegnarsi in chiacchiere e la difficoltà di mantenere segnali non verbali appropriati possono rendere l'esperienza scoraggiante.

Tuttavia, dotato delle competenze discusse in questo capitolo, affronterai la situazione con un nuovo senso di fiducia. Inizi una conversazione con un collega, utilizzando un linguaggio chiaro e conciso. Ricordati di stabilire un contatto visivo e di annuire mentre parlano, segnalando il tuo fidanzamento. Quando menzionano un progetto recente, parafrasi la loro affermazione per confermare la tua comprensione, dicendo: "Quindi stai lavorando alla nuova campagna di marketing?" Ciò non solo dimostra che stai ascoltando attivamente, ma ti aiuta anche a elaborare le informazioni.

Mentre la conversazione continua, noti un cambiamento nel tono e nel linguaggio del corpo del tuo collega. Sembrano eccitati e animati. Riconoscendo questi segnali sociali, rispondi con entusiasmo, abbinando la loro energia e dimostrando che condividi il loro interesse. Questa capacità di leggere e rispondere ai segnali sociali aiuta ad approfondire la connessione, rendendo l'interazione più significativa e piacevole.

Successivamente, un altro collega si unisce alla conversazione e tu ti prendi un momento per osservare i suoi segnali non verbali. Mantengono il contatto visivo, sorridono e si inclinano leggermente in avanti, indicando che sono interessati e coinvolti. Rispecchi questi gesti, creando un senso di rapporto e comprensione reciproca.

Per tutta la serata applicherai le tecniche di ascolto attivo che hai praticato. Riduci al minimo le distrazioni, ti concentri sull'oratore e usi affermazioni verbali per mostrare il tuo coinvolgimento. L'ascolto riflessivo diventa una parte naturale delle tue interazioni, contribuendo a garantire una comunicazione chiara e a creare fiducia.

Alla fine dell'evento, provi un senso di realizzazione. Hai navigato nelle complessità sociali con maggiore facilità e hai avuto conversazioni significative. Le competenze che hai sviluppato non solo hanno migliorato la tua capacità di comunicare, ma hanno anche migliorato le tue esperienze e relazioni sociali.

Gli approfondimenti di questo capitolo sullo sviluppo di abilità comunicative efficaci non sono solo strumenti teorici ma pratici che possono trasformare le interazioni quotidiane. Offrono un percorso verso una maggiore fiducia sociale, connessioni più profonde e una vita più ricca e appagante.

Mentre continuiamo il nostro viaggio attraverso questo libro, esploreremo più strategie e tecniche per supportare la tua crescita e il tuo successo. Ogni capitolo si basa sulle basi di una comunicazione efficace, fornendo una guida completa per affrontare le complessità delle interazioni sociali, degli ambienti professionali e dello sviluppo personale.

Ricorda, l'obiettivo non è la perfezione ma il progresso. Ogni passo che fai per migliorare le tue capacità di comunicazione è un passo verso una vita più connessa

e potenziata. Abbraccia il viaggio, celebra i tuoi risultati
e continua a imparare e crescere.

Capitolo 2

Sviluppare relazioni significative

Costruire relazioni significative è una parte essenziale dell'esperienza umana. Ci forniscono sostegno, compagnia e senso di appartenenza. Per gli adulti con autismo, lo sviluppo di queste connessioni può presentare sfide uniche, ma è del tutto possibile e immensamente gratificante. Questo capitolo esplora come fare amicizia e costruire connessioni, mantenere confini sani e gestire relazioni romantiche. Attraverso queste esperienze e approfondimenti, miriamo a fornire strategie pratiche che miglioreranno la tua capacità di formare e sostenere relazioni significative.

Fare amicizia e costruire legami spesso inizia con interessi e attività condivise. Immagina Alex, un adulto affetto da autismo che ha una profonda passione per i modellini di treni. Per anni Alex si è immerso in questo hobby, trovando gioia e soddisfazione nelle complessità del modellismo ferroviario. Tuttavia, le sue interazioni sono state per lo più solitarie, limitate a forum online e progetti personali.

Un giorno, Alex decide di partecipare a una mostra locale di modellini di treni. All'inizio, l'ambiente vivace sembra travolgente, ma presto si ritrova affascinato dagli schermi. Mentre ammira un layout particolarmente dettagliato, Alex avvia una conversazione con un altro appassionato, John. La loro passione condivisa per i modellini di treni fornisce un punto di partenza naturale per la loro interazione. Discutono degli aspetti tecnici dei loro modelli, si scambiano consigli e condividono il loro entusiasmo. Questa connessione iniziale sboccia in un'amicizia quando iniziano a incontrarsi regolarmente per lavorare insieme ai loro progetti e partecipare ad altre mostre.

L'esperienza di Alex evidenzia l'importanza di perseguire interessi e di unirsi a comunità legate a tali interessi. Che si tratti di un hobby, di un gruppo professionale o di un'organizzazione di volontariato, le attività condivise possono creare opportunità per connessioni naturali e organiche. Per gli adulti con autismo, questi ambienti spesso forniscono un contesto strutturato che può rendere le interazioni sociali più confortevoli e prevedibili.

Un altro aspetto essenziale della costruzione di connessioni è lo sviluppo di capacità di comunicazione efficaci. Per Sarah, una giovane donna affetta da autismo, iscriversi a un club del libro locale è stato un passo significativo verso la creazione di nuovi amici. Inizialmente, Sarah si sentiva ansiosa nel partecipare alle discussioni di gruppo, temendo che le sue sfide sociali potessero farla risaltare. Tuttavia, ha scoperto che il formato strutturato del club del libro, in cui ogni membro aveva la possibilità di parlare e condividere i propri pensieri, l'ha aiutata a sentirsi più a suo agio.

Col tempo, Sarah ha imparato ad esprimere le sue opinioni e ad ascoltare attivamente gli altri. Ha scoperto che preparando appunti in anticipo poteva contribuire con maggiore sicurezza alle discussioni. I suoi colleghi membri del club del libro apprezzarono le sue intuizioni e iniziarono a vederla come una preziosa partecipante. Attraverso queste interazioni, Sarah ha costruito numerose amicizie significative che si sono estese oltre le riunioni del club.

Il viaggio di Sarah sottolinea l'importanza di trovare ambienti sociali strutturati che forniscano un quadro chiaro per l'interazione. Questi ambienti possono aiutare ad alleviare l'ansia e creare fiducia, rendendo più facile formare connessioni.

Mantenere confini sani è un'abilità cruciale nel sostenere relazioni significative. Per gli adulti con autismo, comprendere e superare i confini può essere particolarmente impegnativo, ma è essenziale per il rispetto e la fiducia reciproci.

Considera David, che ha lottato per riconoscere i confini personali nelle sue amicizie. David si è spesso trovato a esagerare, condividendo troppe informazioni personali e troppo velocemente o interpretando erroneamente i segnali sociali. Ciò ha portato a incomprensioni e rapporti tesi. In cerca di guida, David ha lavorato con un terapista per comprendere meglio il concetto di confine. Ha imparato l'importanza della rivelazione graduale di sé, in cui le informazioni personali vengono condivise progressivamente man mano che la fiducia si crea in una relazione.

Attraverso esercizi di gioco di ruolo e pratica nella vita reale, David ha iniziato a riconoscere segnali che indicavano livelli di comfort e limiti negli altri. Ha anche imparato ad affermare i propri confini con rispetto, assicurandosi che i suoi bisogni e il suo comfort fossero presi in considerazione. Quando David ha applicato queste abilità, ha notato un cambiamento positivo nelle sue relazioni. Gli amici apprezzavano il suo rispetto per i propri confini e lui scopriva che i suoi legami diventavano più profondi e autentici.

L'esperienza di David illustra l'importanza di sviluppare capacità di definizione dei confini. Comprendere e rispettare i confini, sia i propri che quelli degli altri, crea una base di fiducia e rispetto reciproco in ogni relazione.

Navigare nelle relazioni romantiche presenta una serie di sfide e ricompense. Per gli adulti con autismo, la complessità delle interazioni romantiche può essere scoraggiante, ma con il giusto supporto e le giuste strategie è possibile costruire collaborazioni appaganti e amorevoli.

Emily, un'adulta con autismo, era sempre stata preoccupata riguardo agli appuntamenti. Le sfumature delle relazioni romantiche sembravano travolgenti e lei era preoccupata di fraintendere segnali o aspettative.

Tuttavia, Emily ha deciso di provare gli appuntamenti online, sperando che il formato strutturato rendesse il processo più gestibile.

Emily ha creato un profilo che descrivesse onestamente i suoi interessi, i suoi valori e le sfide che ha dovuto affrontare a causa dell'autismo. Ha scoperto che essere sincera riguardo alla sua condizione ha aiutato a filtrare potenziali partner che non erano comprensivi o di supporto. Dopo diverse settimane di messaggi, Emily si è messa in contatto con Mark, che condivideva il suo amore per l'escursionismo e la natura.

I loro primi appuntamenti erano pianificati attorno ad attività all'aperto, che fornivano un ambiente confortevole per Emily. Si sentiva più a suo agio in ambienti familiari e aperti e apprezzava il fatto che Mark fosse paziente e comprensivo. Man mano che la loro relazione andava avanti, Emily e Mark comunicavano apertamente sui loro bisogni e sui loro limiti. Hanno partecipato a sessioni di terapia di coppia per apprendere strategie per una migliore comunicazione e risoluzione dei conflitti.

Attraverso questo processo, Emily si rese conto dell'importanza di una comunicazione chiara e onesta nelle relazioni romantiche. Ha imparato ad esprimere i suoi bisogni e preferenze pur essendo in sintonia con i sentimenti e i confini di Mark. La loro relazione è fiorita grazie al rispetto reciproco, alla comprensione e alla volontà di sostenersi a vicenda nella crescita.

La storia di Emily evidenzia l'importanza dell'onestà e della comunicazione nelle relazioni romantiche. Essere aperti riguardo alle tue esigenze e sfide può favorire una partnership solidale e nutriente.

Un altro aspetto chiave nell'affrontare le relazioni romantiche è comprendere e gestire la sensibilità sensoriale. Per Michael, un adulto affetto da autismo, l'affetto fisico era un aspetto impegnativo della sua relazione romantica. Michael sperimentava un sovraccarico sensoriale dovuto ad alcuni tipi di tocco, che causava disagio e ansia. La sua compagna, Lisa, inizialmente si è sentita rifiutata e ferita dalle sue reazioni, non comprendendone le ragioni sottostanti.

Per risolvere questo problema, Michael e Lisa hanno lavorato insieme per trovare modi per comunicare e gestire la sensibilità sensoriale. Hanno esplorato diversi tipi di tocco e hanno scoperto cosa era comodo per Michael. Hanno anche sviluppato segnali non verbali che Michael poteva usare per indicare quando aveva bisogno di spazio o di una pausa. Educandosi alla sensibilità sensoriale e trovando soluzioni reciprocamente gradevoli, Michael e Lisa hanno rafforzato la loro relazione e approfondito la loro connessione emotiva.

L'esperienza di Michael sottolinea l'importanza di comprendere e soddisfare i bisogni sensoriali nelle relazioni romantiche. La comunicazione aperta e l'esplorazione reciproca possono aiutare i partner ad affrontare queste sfide e a trovare modi per sostenersi a vicenda.

Costruire relazioni significative, siano esse amicizie o collaborazioni romantiche, richiede impegno, pazienza e volontà di apprendere e crescere. Per gli adulti con autismo, queste relazioni possono fornire un supporto inestimabile, compagnia e senso di appartenenza. Perseguendo interessi condivisi, sviluppando capacità comunicative, comprendendo e rispettando i confini e affrontando le complessità delle relazioni romantiche, è possibile formare e sostenere connessioni profonde e significative.

Il viaggio di ogni persona nella costruzione di relazioni è unico, modellato dalle sue esperienze, sfide e punti di forza. Le storie di Alex, Sarah, David, Emily e Michael illustrano i diversi percorsi che possono portare a connessioni significative. Le loro esperienze offrono spunti e ispirazione per altri che intraprendono viaggi simili.

Mentre continui a leggere questo libro, ricorda che lo sviluppo di relazioni significative è un processo continuo. Ogni interazione offre l'opportunità di apprendere, crescere e approfondire le tue connessioni. Che tu stia cercando di fare nuove amicizie, mantenere sani confini o affrontare relazioni romantiche, le strategie e le intuizioni condivise in questo capitolo possono fungere da guida e fonte di incoraggiamento.

Abbraccia il viaggio con il cuore aperto e la volontà di esplorare. Celebra i tuoi progressi, impara dalle tue esperienze e continua a sviluppare le competenze che miglioreranno la tua capacità di formare e sostenere relazioni significative. Con pazienza, pratica e sostegno, puoi creare una vita sociale ricca e appagante, piena di connessioni che portano gioia, sostegno e senso di appartenenza.

Il percorso per sviluppare relazioni significative non è sempre semplice e ci saranno sfide lungo il percorso. Tuttavia, ogni passo che fai verso una migliore comprensione di te stesso e degli altri e verso lo sviluppo di capacità di comunicazione e connessione più forti è un passo verso una vita più connessa e appagante.

Capitolo 3

Interazioni sociali nella vita quotidiana

Navigare nelle interazioni sociali è un aspetto fondamentale della vita quotidiana, ma può essere fonte di stress significativo per gli adulti con autismo. Dall'impegnarsi in chiacchiere e conversazioni informali alla gestione di incontri ed eventi sociali, fino alla gestione dell'ansia sociale, queste sfide possono sembrare travolgenti. Tuttavia, con le giuste strategie e comprensione, è possibile migliorare queste abilità e rendere le interazioni sociali più gestibili e appaganti. In questo capitolo esploreremo approcci pratici e condivideremo storie stimolanti per aiutarti a prosperare in contesti sociali, in linea con i temi centrali di "Prosperare con l'autismo adulto: strategie pratiche per migliorare abilità sociali, successo professionale e realizzazione personale".

Chiacchiere e conversazioni informali spesso fungono da porta verso connessioni più profonde. Per gli adulti con autismo, queste interazioni apparentemente semplici possono essere piene di ansia e confusione. Prendi Sam, per esempio. Sam è uno sviluppatore di software di talento che eccelle nel suo lavoro ma ha difficoltà con le conversazioni casuali in ufficio. L'idea di chiacchierare con i colleghi durante le pause o davanti alla macchinetta del caffè lo mette in ansia. Spesso si preoccupa di dire la cosa sbagliata o di non sapere come portare avanti la conversazione.

Determinato a migliorare le sue abilità sociali, Sam ha deciso di affrontare le chiacchiere con un approccio strutturato. Ha iniziato preparando un elenco mentale di argomenti sicuri e facili da discutere, come il meteo, le notizie recenti o interessi comuni come la tecnologia e i film. Si esercitava ad avviare conversazioni con domande semplici e aperte come: "Hai visto la partita ieri sera?" oppure "Hai visto qualche bel film di recente?" Questo approccio ha fornito un punto di partenza per le conversazioni e gli ha reso più facile interagire con gli altri.

Sam ha anche lavorato sulle sue capacità di ascolto attivo, concentrandosi su ciò che dicevano i suoi colleghi e rispondendo in modo ponderato. Ha scoperto che mostrare un genuino interesse per la vita degli altri aiutava a mantenere la conversazione fluida e lo faceva sentire più a suo agio. Nel tempo, questi sforzi hanno dato i loro frutti. Sam ha scoperto che la sua ansia per le chiacchiere era diminuita e ha iniziato a godere di queste interazioni casuali. I suoi colleghi hanno apprezzato i suoi sforzi di connessione, che hanno migliorato le sue relazioni sul lavoro e lo hanno fatto sentire più integrato nel team.

La gestione di riunioni ed eventi sociali presenta un'altra serie di sfide. Queste situazioni spesso coinvolgono gruppi più grandi, ambienti più rumorosi e un livello più elevato di imprevedibilità, che può essere particolarmente travolgente per gli adulti con autismo. La storia di Jessica fornisce preziosi spunti sulla gestione di queste situazioni. Jessica, un'artista, amava esporre il suo lavoro alle mostre, ma temeva le interazioni sociali che ne derivavano. Il pensiero di socializzare con estranei, fare chiacchiere e fare rete la faceva sentire esausta e ansiosa.

Per far fronte a questi eventi, Jessica ha sviluppato una strategia incentrata sulla preparazione e sulla cura di sé. Prima di partecipare a una mostra, faceva ricerche sull'evento e pianificava la sua visita. Ha identificato le persone chiave che voleva incontrare, come potenziali acquirenti o colleghi artisti, e ha preparato alcuni spunti di conversazione relativi al suo lavoro e al loro. Questa preparazione le ha dato un senso di controllo e la ha fatta sentire più sicura.

Jessica ha anche stabilito dei limiti per se stessa. Si concedeva di fare delle pause quando necessario, uscendo per qualche minuto di silenzio o trovando una zona meno affollata per riorganizzarsi. Ha praticato tecniche di respirazione profonda e consapevolezza per calmare i nervi e rimanere con i piedi per terra. Inoltre, Jessica si è assicurata di programmare dei tempi di inattività dopo l'evento per ricaricarsi, riconoscendo l'importanza della cura di sé nella gestione dei propri livelli di energia.

Attraverso queste strategie, Jessica è riuscita a partecipare agli incontri sociali senza sentirsi sopraffatta. Ha scoperto che stabilire aspettative realistiche ed essere gentile con se stessa ha fatto una differenza significativa nella sua capacità di gestire gli eventi sociali. La sua fiducia è cresciuta e ha iniziato a godere dell'opportunità di condividere il suo lavoro e connettersi con gli altri nella comunità artistica.

Affrontare l'ansia sociale è un aspetto critico della navigazione nelle interazioni sociali quotidiane. Per molti adulti con autismo, l'ansia sociale può essere una sfida pervasiva e debilitante. Il viaggio di Michael offre un potente esempio di come gestire e superare l'ansia sociale. Michael, un appassionato sostenitore della sostenibilità ambientale, doveva spesso parlare in occasione di eventi pubblici e interagire con i membri della comunità. Nonostante la sua competenza e passione, lottava con un'intensa ansia sociale che rendeva queste interazioni estremamente difficili.

Michael ha cercato aiuto da un terapista specializzato in terapia cognitivo-comportamentale (CBT), un approccio collaudato per la gestione dell'ansia. Attraverso la CBT, Michael ha imparato a identificare e sfidare i pensieri negativi che alimentavano la sua ansia. Si esercitò a riformulare questi pensieri, sostituendoli con altri più positivi e realistici. Ad esempio, invece di pensare: "Tutti mi giudicheranno", ha imparato a pensare: "Le persone sono interessate a ciò che ho da dire e apprezzano i miei sforzi".

Oltre alla CBT, Michael ha sviluppato strategie pratiche di coping per gestire la sua ansia nelle situazioni sociali. Ha praticato esercizi di respirazione profonda per calmare il suo sistema nervoso e ha utilizzato tecniche di visualizzazione per immaginare risultati positivi. Prima di tenere un discorso, ha provato più volte le sue presentazioni, il che ha contribuito a rafforzare la sua sicurezza. Michael iniziò anche a frequentare eventi sociali più piccoli e meno intimidatori per desensibilizzarsi gradualmente alle situazioni che provocavano ansia.

Nel corso del tempo, gli sforzi di Michael hanno portato a miglioramenti significativi. Ha scoperto che la sua ansia sociale è diminuita ed è diventato più a suo agio e fiducioso nelle sue interazioni. È stato in grado di concentrarsi sulla sua passione per la difesa dell'ambiente piuttosto che sulle sue paure, e la sua capacità di connettersi con gli altri è diventata più forte. Il viaggio di Michael dimostra che con il giusto supporto e le giuste strategie è possibile gestire l'ansia sociale e prosperare nelle interazioni sociali.

Mentre esploriamo questi aspetti delle interazioni sociali nella vita di tutti i giorni, è importante ricordare che il viaggio di ognuno è unico. Le strategie e le esperienze condivise in questo capitolo hanno lo scopo di ispirarti e guidarti, ma è essenziale trovare ciò che funziona meglio per te. Che si tratti di chiacchiere, incontri sociali o gestione dell'ansia, la chiave è affrontare queste sfide con pazienza, autocompassione e volontà di apprendere e crescere.

Le interazioni sociali sono parte integrante della vita quotidiana e lo sviluppo di queste abilità può portare a una maggiore realizzazione personale e professionale. Concentrandoti su strategie pratiche e traendo ispirazione dalle esperienze degli altri, puoi sviluppare la fiducia e le competenze necessarie per affrontare con successo le situazioni sociali.

Immagina il senso di realizzazione e gioia che deriva dal sentirsi più a proprio agio nelle interazioni sociali. Immagina di impegnarti in una conversazione vivace con un collega, di fare rete con sicurezza durante un evento di settore o di goderti un incontro sociale senza il peso dell'ansia. Questi sono obiettivi realizzabili e, con dedizione e pratica, puoi migliorare le tue abilità sociali e sperimentare i numerosi vantaggi di connessioni significative.

Capitolo 4

Trovare il giusto percorso professionale

Trovare il giusto percorso professionale è un aspetto cruciale per raggiungere la realizzazione personale e il successo professionale, soprattutto per gli adulti con autismo. Comprendere e sfruttare i tuoi punti di forza e i tuoi interessi può gettare le basi per una carriera gratificante. Questo capitolo approfondisce l'identificazione dei punti di forza e degli interessi, l'esplorazione e la pianificazione delle carriere e l'assicurazione dell'occupazione attraverso curriculum, colloqui e networking, fornendo approfondimenti pratici e storie stimolanti per guidarti lungo il percorso.

Identificare punti di forza e interessi è il primo passo verso la ricerca di una carriera in linea con chi sei. Per Marcus, questo viaggio è iniziato con una domanda semplice ma profonda: "Quali attività mi fanno sentire vivo e impegnato?" Marcus, un adulto affetto da autismo, è sempre stato affascinato dalla natura. Da bambino trascorreva ore esplorando la vita all'aria aperta, raccogliendo foglie e osservando gli insetti. Tuttavia, crescendo, ha faticato a vedere come questa passione potesse trasformarsi in una carriera.

Marcus ha deciso di chiedere consiglio a un consulente del lavoro specializzato nel lavoro con individui nello spettro autistico. Attraverso varie valutazioni ed esercizi di riflessione, Marcus ha iniziato a vedere modelli nei suoi interessi e punti di forza. Si rese conto che la sua attenzione ai dettagli, le capacità analitiche e il profondo amore per la natura lo rendevano adatto per una carriera nelle scienze ambientali. Questa chiarezza gli ha dato la sicurezza necessaria per proseguire gli studi nel settore, portandolo infine a una carriera appagante come biologo conservazionista.

Per altri come Jessica, il processo di identificazione dei punti di forza e degli interessi potrebbe comportare l'esplorazione di diversi hobby e attività. Jessica, artista di talento, ha sempre amato il disegno ma non l'ha mai considerato una valida opzione di carriera. Attraverso un corso d'arte locale, ha scoperto il suo talento per l'illustrazione digitale. Incoraggiata dal suo insegnante e dai suoi colleghi, Jessica ha iniziato a mostrare il suo lavoro online. Questa esposizione ha portato a opportunità di freelance e infine a un lavoro a tempo pieno come grafico.

Queste storie evidenziano l'importanza dell'autoriflessione e dell'esplorazione. Identificare i tuoi punti di forza e i tuoi interessi implica guardare indietro a ciò che ti ha costantemente portato gioia e soddisfazione, oltre ad essere aperto a nuove esperienze che possono rivelare talenti nascosti. Si tratta di trovare l'intersezione tra ciò che ami fare e ciò in cui sei bravo, il che può gettare le basi per una carriera di successo.

L'esplorazione e la pianificazione della carriera sono il prossimo passo fondamentale. Per gli adulti con autismo, questo processo può essere sia emozionante che scoraggiante. L'esperienza di Sam esemplifica l'importanza dell'esplorazione strutturata della carriera. Sam, un neolaureato, era appassionato di tecnologia ma incerto su quale specifico percorso professionale intraprendere. Ha deciso di sfruttare i servizi per l'orientamento professionale della sua università, che offrivano risorse come fiere del lavoro, colloqui informativi e opportunità di job shadowing.

Attraverso queste esperienze, Sam ha potuto esplorare vari ruoli all'interno del settore tecnologico. Ha parlato con professionisti che lavorano nello sviluppo di software, nella sicurezza informatica e nell'analisi dei dati, ottenendo approfondimenti sulle responsabilità quotidiane e sulle competenze richieste per ciascuna posizione. Questo approccio pratico ha permesso a Sam di identificare quali ruoli erano in sintonia con i suoi interessi e i suoi punti di forza. Ha scoperto un particolare interesse per l'analisi dei dati, dove la sua attenzione ai dettagli e la sua mentalità analitica potevano brillare.

Con questa ritrovata chiarezza, Sam ha collaborato con un consulente di carriera per creare un piano di carriera personalizzato. Hanno delineato i passaggi necessari per raggiungere i suoi obiettivi, tra cui ulteriore istruzione, certificazioni e stage pertinenti. Questo approccio strutturato ha fornito a Sam una chiara tabella di marcia da seguire, riducendo l'ansia e l'incertezza che spesso accompagnano la pianificazione della carriera.

Per altri, come Emily, l'esplorazione della carriera potrebbe comportare lo sfruttamento delle risorse esistenti e delle reti di supporto. Emily, appassionata di scrittura, ha frequentato vari laboratori di scrittura e si è unita a gruppi di scrittura locali. Queste esperienze non solo l'hanno aiutata ad affinare le sue capacità, ma hanno anche fornito preziose opportunità di networking. Attraverso queste connessioni, Emily ha appreso diversi percorsi di carriera nel settore della scrittura, come la creazione di contenuti, il copywriting e l'editing.

Il viaggio di Emily sottolinea l'importanza di essere proattivi e di cercare opportunità di crescita e apprendimento. L'esplorazione della carriera non è un evento occasionale ma un processo continuo che implica la ricerca continua di nuove esperienze, l'acquisizione di conoscenze e la costruzione di connessioni. Si tratta di rimanere curiosi e di mentalità aperta, permettendoti di scoprire e perseguire percorsi in linea con le tue passioni e i tuoi punti di forza.

Garantire l'occupazione è il pezzo finale del puzzle, che coinvolge la creazione di curriculum efficaci, la preparazione per i colloqui e il networking strategico.

Per molti adulti con autismo, questa fase può essere particolarmente impegnativa, ma con le giuste strategie è del tutto realizzabile.

Scrivere un curriculum che mostri in modo efficace le tue capacità ed esperienze è fondamentale. Consideriamo David, che ha faticato a mettere in evidenza i suoi punti di forza sulla carta. David aveva eccellenti capacità tecniche, ma trovava difficile articolarle in modo che risaltassero agli occhi dei datori di lavoro. Ha cercato aiuto da un job coach che lo ha aiutato a ristrutturare il suo curriculum. Insieme, si sono concentrati sull'evidenziare le sue competenze tecniche, i progetti rilevanti e le eventuali esperienze pratiche acquisite. Includevano anche una sezione che enfatizzava i suoi punti di forza, come l'attenzione ai dettagli, le capacità di risoluzione dei problemi e una forte etica del lavoro.

Il curriculum rivisto di David ha presentato un quadro più chiaro delle sue capacità, rendendo più facile per i potenziali datori di lavoro vedere il suo valore. Questa esperienza ha insegnato a David l'importanza di presentare le sue capacità e i suoi risultati in modo strutturato e conciso.

Prepararsi per le interviste può essere un altro ostacolo significativo. Sarah, un'adulta con autismo, trova le interviste particolarmente snervanti. Per superare questo problema, ha praticato finte interviste con un amico fidato e ha cercato feedback sulla sua performance. Ha anche ricercato le domande più comuni delle interviste e preparato risposte ponderate, concentrandosi sui suoi punti di forza e sulle sue esperienze.

Inoltre, Sarah ha imparato l'importanza del linguaggio del corpo e della comunicazione non verbale durante le interviste. Si è esercitata a mantenere il contatto visivo, ad usare una stretta di mano decisa e a sedersi dritta per trasmettere sicurezza. Questi preparativi hanno aiutato Sarah a sentirsi più a suo agio durante le interviste reali, permettendole di presentarsi in modo più efficace.

Il networking è spesso visto come un compito arduo, ma può essere un potente strumento per garantire l'occupazione. La storia di Michael illustra l'impatto di un networking efficace. Michael, appassionato di sostenibilità ambientale, ha partecipato a conferenze di settore e si è unito a organizzazioni professionali. Attraverso questi eventi, ha incontrato persone che la pensavano allo stesso modo e ha stabilito legami preziosi. Ha anche sfruttato le piattaforme di social media come LinkedIn per connettersi con professionisti nel suo campo.

Questi sforzi di networking hanno dato i loro frutti quando Michael è stato presentato a un responsabile delle assunzioni presso un'importante organizzazione ambientale. Questa connessione alla fine ha portato a un'offerta di lavoro, sottolineando l'importanza di costruire e mantenere rapporti professionali.

Il networking non deve sempre essere formale. Anche le interazioni informali, come l'adesione a club, la partecipazione a workshop o la partecipazione a eventi della comunità, possono fornire preziose opportunità di networking. Per Jessica, il suo coinvolgimento in corsi d'arte locali ha portato a opportunità di freelance e infine a un lavoro a tempo pieno. Queste connessioni si sono formate organicamente attraverso interessi e attività condivise.

Garantire un impiego è un processo sfaccettato che implica la creazione di un curriculum efficace, la preparazione per i colloqui e il networking strategico. Si tratta di presentare i propri punti di forza e le proprie esperienze nella migliore luce possibile e di costruire connessioni che possano aprire le porte a nuove opportunità.

Trovare il giusto percorso professionale è un viaggio che implica identificare i propri punti di forza e interessi, esplorare e pianificare la propria carriera e assicurarsi un impiego. Ogni passaggio richiede autoriflessione, esplorazione proattiva e strategie pratiche. Concentrandoti su ciò che ami fare e su ciò in cui sei bravo, puoi creare una carriera appagante e gratificante.

Le storie di Marcus, Jessica, Sam, Emily, David, Sarah e Michael forniscono preziosi spunti e ispirazione per chiunque intraprenda questo viaggio. Le loro esperienze evidenziano l'importanza della scoperta di sé, dell'apprendimento continuo e dello sfruttamento delle risorse disponibili e delle reti di supporto.

Mentre continui a leggere questo libro, ricorda che trovare il giusto percorso professionale è un processo continuo. Ogni passo che fai ti avvicina a una carriera in linea con le tue passioni e i tuoi punti di forza. Che tu sia un adulto con autismo, un familiare, un amico o un professionista, le strategie e le intuizioni condivise in questo capitolo possono guidarti e potenziarti per raggiungere il successo professionale e la realizzazione personale.

Abbraccia il viaggio con il cuore aperto e la volontà di esplorare. Celebra i tuoi progressi, impara dalle tue esperienze e continua a sviluppare le competenze che miglioreranno la tua capacità di trovare e garantire il giusto percorso professionale. Con pazienza, pratica e supporto, puoi creare una vita professionale ricca e appagante, piena di opportunità che portano gioia, soddisfazione e senso di scopo.

Capitolo 5

Prosperare sul posto di lavoro

Avere successo sul posto di lavoro è essenziale per la realizzazione personale e il successo professionale, soprattutto per gli adulti con autismo. Questo capitolo approfondisce le sfumature di una comunicazione efficace con colleghi e supervisori, della gestione del tempo e delle capacità organizzative, nonché della gestione delle sfide sensoriali e ambientali. Condividendo approfondimenti pratici e storie stimolanti, questo capitolo mira a guidarti verso una vita lavorativa più produttiva e soddisfacente.

Una comunicazione efficace con colleghi e supervisori è fondamentale per il successo sul posto di lavoro. Consideriamo Alex, un ingegnere del software che inizialmente ha avuto difficoltà a esprimere le sue idee durante le riunioni del team. Trovava difficile inserire i suoi pensieri in una discussione frenetica e spesso si sentiva trascurato. Riconoscendo ciò, Alex ha deciso di lavorare sulle sue capacità comunicative. Ha iniziato preparando degli appunti prima delle riunioni, delineando i punti chiave che voleva affrontare. Questa preparazione gli ha dato la sicurezza necessaria per parlare apertamente.

Alex ha anche imparato a utilizzare in modo efficace le app di posta elettronica e di messaggistica. Quando trovava difficile articolare verbalmente i suoi pensieri, faceva seguito con messaggi scritti dettagliati, assicurandosi che le sue idee fossero comunicate chiaramente. Col tempo, i suoi colleghi iniziarono ad apprezzare la sua completezza e il valore che apportava alla squadra. Questa esperienza ha insegnato ad Alex l'importanza di trovare metodi di comunicazione che valorizzino i suoi punti di forza.

Oltre alla comunicazione verbale e scritta, i segnali non verbali svolgono un ruolo significativo nelle interazioni sul posto di lavoro. Per Emily, una professionista del marketing, comprendere la comunicazione non verbale era fondamentale. Trovava difficile interpretare il feedback del suo supervisore durante le riunioni. Per risolvere questo problema, Emily ha iniziato a prestare maggiore attenzione al linguaggio del corpo, alle espressioni facciali e al tono della voce. Ha anche chiesto un feedback più esplicito quando necessario, assicurandosi di aver compreso appieno le aspettative.

Gli sforzi di Emily per migliorare le sue capacità di comunicazione non verbale l'hanno aiutata a costruire rapporti più forti con i suoi colleghi e il supervisore. Ha imparato che una comunicazione efficace è una strada a doppio senso, che richiede sia un'espressione chiara che un ascolto attento. Essendo proattiva e cercando chiarezza, Emily è stata in grado di affrontare le dinamiche del posto di lavoro con maggiore sicurezza.

La gestione del tempo e le capacità organizzative sono fondamentali per mantenere la produttività e ridurre lo stress sul posto di lavoro. Sarah, una contabile, aveva difficoltà a gestire più attività e a rispettare le scadenze. Spesso si sentiva sopraffatta e trovava difficile stabilire le priorità del suo lavoro. Per migliorare le sue capacità di gestione del tempo, Sarah ha iniziato a utilizzare un'agenda per organizzare le sue attività. Ha suddiviso i progetti più grandi in passaggi più piccoli e gestibili e ha assegnato intervalli di tempo specifici per ciascuna attività.

Sarah ha adottato anche la Tecnica del Pomodoro, lavorando a intervalli mirati di 25 minuti seguiti da brevi pause. Questo metodo l'ha aiutata a rimanere in pista e a mantenere la produttività durante il giorno. Inoltre, ha utilizzato strumenti digitali come app di gestione delle attività per impostare promemoria e monitorare i suoi progressi. Queste strategie hanno permesso a Sarah di gestire il suo carico di lavoro in modo più efficace, riducendo i livelli di stress e aumentando la sua efficienza.

Per altri come Michael, mantenere l'organizzazione sul posto di lavoro implicava la creazione di un ambiente strutturato. Michael, un grafico, trovava difficile mantenere il suo spazio di lavoro in ordine e i suoi file organizzati. Ha deciso di implementare un sistema per organizzare il suo spazio di lavoro fisico e digitale. Michael ha utilizzato cartelle etichettate per diversi progetti, sia sulla scrivania che sul computer. Alla fine di ogni giornata dedicava anche del tempo a riordinare il suo spazio di lavoro, assicurandosi un nuovo inizio la mattina successiva.

Queste abitudini organizzative hanno aiutato Michael a rimanere concentrato e a ridurre al minimo le distrazioni. Ha scoperto che un ambiente privo di disordine rendeva più facile concentrarsi e completare le attività in modo efficiente. Creando uno spazio di lavoro strutturato e organizzato, Michael è stato in grado di migliorare la sua produttività e la soddisfazione complessiva sul lavoro.

Gestire le sfide sensoriali e ambientali è un altro aspetto cruciale per prosperare sul posto di lavoro per gli adulti con autismo. La sensibilità sensoriale può avere un impatto significativo sulla capacità di concentrazione e di ottenere buone prestazioni. Jessica, una rappresentante del servizio clienti, ha sperimentato un sovraccarico sensoriale nel suo ufficio rumoroso e ben illuminato. Il rumore di fondo costante e l'illuminazione fluorescente le rendevano difficile la concentrazione e aumentavano i suoi livelli di stress.

Per affrontare queste sfide, Jessica ha discusso della sua sensibilità sensoriale con il suo supervisore. Insieme, hanno esplorato potenziali soluzioni che potrebbero aiutarla a gestire il suo ambiente di lavoro in modo più efficace. A Jessica è stato permesso di utilizzare cuffie con cancellazione del rumore per bloccare il rumore di fondo e le è stata fornita una lampada da scrivania che emetteva una luce più morbida e naturale. Inoltre, le è stata data la possibilità di fare brevi pause quando necessario per uscire e ricaricarsi.

Questi adattamenti hanno migliorato significativamente la capacità di Jessica di concentrarsi e di svolgere il proprio lavoro in modo efficace. Si è sentita più a suo agio e supportata sul posto di lavoro, con conseguente aumento della soddisfazione lavorativa e della produttività. L'esperienza di Jessica evidenzia l'importanza di difendere se stessi e di cercare soluzioni che soddisfino i bisogni sensoriali.

Per altri come Sam, gestire le sfide sensoriali implicava la creazione di un kit personale di strategie di coping. Sam, un analista di dati, ha scoperto che la sensibilità sensoriale spesso interrompeva la sua giornata lavorativa. Ha sviluppato una serie di tecniche per aiutarlo a gestire queste sfide. Sam teneva una palla antistress sulla sua scrivania, che usava per alleviare la tensione durante i momenti stressanti. Ha anche praticato esercizi di respirazione profonda e tecniche di consapevolezza per rimanere con i piedi per terra e calmo.

Sam ha scoperto che fare pause regolari per allungarsi e muoversi aiutava a ridurre il sovraccarico sensoriale. Ha anche sperimentato diversi ambienti di lavoro, scoprendo che lavorare in una zona più tranquilla e meno affollata dell'ufficio ha migliorato la sua concentrazione. Identificando e implementando strategie di coping che hanno funzionato per lui, Sam è stato in grado di gestire la sua sensibilità sensoriale in modo più efficace e prosperare nel suo ruolo.

Per avere successo sul posto di lavoro è necessario trovare metodi di comunicazione efficaci, affinare la gestione del tempo e le capacità organizzative e gestire le sfide sensoriali e ambientali. Il viaggio di ogni individuo è unico, ma i principi di autoconsapevolezza, risoluzione proattiva dei problemi e ricerca di supporto e accomodamento sono universali.

La storia di Alex sottolinea l'importanza di trovare metodi di comunicazione che valorizzino i propri punti di forza, sia attraverso l'espressione verbale, la comunicazione scritta o una combinazione di entrambi. L'esperienza di Emily evidenzia il valore della comprensione dei segnali non verbali e della ricerca della chiarezza per costruire relazioni più forti sul posto di lavoro. Il viaggio di Sarah illustra i vantaggi della gestione strutturata del tempo e delle strategie organizzative, mentre l'esperienza di Michael mostra come la creazione di uno spazio di lavoro ordinato e organizzato possa aumentare la produttività.

Le storie di Jessica e Sam sottolineano l'importanza di affrontare le sfide sensoriali e ambientali attraverso adattamenti e strategie di coping personali. Le loro esperienze dimostrano che difendendo se stessi e implementando soluzioni pratiche, è possibile creare un ambiente di lavoro che supporti i bisogni sensoriali e migliori il benessere generale.

Mentre esploriamo questi aspetti del successo sul posto di lavoro, è essenziale ricordare che ognuno ha punti di forza e sfide unici. Le strategie e le esperienze condivise in questo capitolo hanno lo scopo di ispirarti e guidarti, ma è fondamentale trovare ciò che funziona meglio per te. Che si tratti di comunicazione efficace, gestione del tempo, organizzazione o gestione delle sfide sensoriali, la chiave è avvicinarsi a queste aree con pazienza, autocompassione e volontà di apprendere e crescere.

Immagina il senso di realizzazione e appagamento che deriva dall'eccellenza nel tuo lavoro, dalla costruzione di solide relazioni con colleghi e supervisori e dalla gestione efficiente del carico di lavoro. Immagina di affrontare con sicurezza le sfide sensoriali e ambientali che ti si presentano, creando un ambiente di lavoro che supporti le tue esigenze. Questi sono obiettivi realizzabili e, con dedizione e pratica, puoi prosperare sul posto di lavoro.

Capitolo 6

Sosteniamo le vostre esigenze

Sostenere le proprie esigenze sul posto di lavoro è un'abilità fondamentale, soprattutto per gli adulti con autismo. Questo capitolo approfondisce la comprensione degli adattamenti sul posto di lavoro, come richiederli in modo efficace e la conoscenza dei propri diritti legali e delle risorse disponibili. Attraverso storie di vita reale e consigli pratici, questo capitolo mira a darti gli strumenti per creare un ambiente di lavoro che supporti il tuo successo e il tuo benessere.

Comprendere gli adattamenti sul posto di lavoro è il primo passo per sostenere le tue esigenze. Per Daniel, un analista di dati, comprendere il concetto di accomodamento è stato illuminante. Aveva sempre lottato con il sovraccarico sensoriale dovuto al rumoroso ambiente dell'ufficio open space, che spesso lo faceva sentire svuotato e meno produttivo. Quando ha saputo degli adattamenti sul posto di lavoro, si è reso conto che c'erano misure che potevano essere implementate per aiutarlo a svolgere il suo lavoro in modo più efficace.

Daniel ha scoperto che gli adattamenti sono aggiustamenti o modifiche che consentono ai dipendenti con disabilità di svolgere le proprie mansioni lavorative in modo più confortevole ed efficiente. Questi possono variare da cambiamenti fisici nello spazio di lavoro a modifiche negli orari di lavoro o nelle mansioni lavorative. Per Daniel, ciò significava esplorare opzioni come cuffie con cancellazione del rumore, uno spazio di lavoro più silenzioso o orari di lavoro flessibili per gestire la sua sensibilità sensoriale.

Attraverso discussioni con il suo dipartimento Risorse umane e ricerche sugli adattamenti per le sensibilità sensoriali, Daniel ha appreso che molte organizzazioni sono disposte ad apportare modifiche ragionevoli per supportare i propri dipendenti. Capire questo ha dato forza a Daniel, poiché gli ha dato la sicurezza necessaria per perseguire le sistemazioni di cui aveva bisogno.

Anna, una sviluppatrice di software, ha dovuto affrontare difficoltà nel rimanere organizzata e gestire il proprio tempo in modo efficace. Spesso si sentiva sopraffatta dal numero di compiti e scadenze che doveva destreggiarsi. Imparando a conoscere gli adattamenti sul posto di lavoro, Anna si è resa conto che esistevano strumenti e strategie che potevano aiutarla a rimanere organizzata e sulla buona strada. Ha scoperto i vantaggi derivanti dall'utilizzo di un software di gestione delle attività, dall'impostazione di check-in regolari con il suo supervisore per esaminare i progressi e dalla suddivisione di progetti più grandi in attività più piccole e gestibili.

Questi adattamenti non solo hanno migliorato la produttività di Anna, ma hanno anche ridotto i suoi livelli di stress, rendendo il suo ambiente di lavoro più favorevole e favorevole al successo. Comprendere i tipi di sistemazioni disponibili e il modo in cui possono affrontare sfide specifiche è fondamentale per chiunque desideri prosperare sul posto di lavoro.

Sapere come richiedere un alloggio è il prossimo passo fondamentale. Per molti, questo può essere un processo scoraggiante, ma con il giusto approccio diventa gestibile e stimolante. Michael, che lavora in un'azienda di marketing impegnata, si è trovato a lottare con l'ambiente frenetico e le continue interruzioni da parte dei colleghi. Sapeva di dover apportare alcune modifiche, ma non era sicuro di come procedere per richiedere una sistemazione.

Michael ha iniziato documentando le sfide specifiche che ha dovuto affrontare e il modo in cui hanno influenzato le sue prestazioni lavorative. Ha notato che il rumore costante e le interruzioni gli rendevano difficile concentrarsi e completare le attività in tempo. Con queste informazioni, Michael ha programmato un incontro con il suo supervisore e il reparto Risorse umane per discutere delle sue esigenze.

Durante l'incontro, Michael ha spiegato le sue sfide e ha proposto potenziali soluzioni che potrebbero aiutarlo a ottenere risultati migliori. Ha suggerito opzioni come avere uno spazio di lavoro silenzioso, utilizzare cuffie con cancellazione del rumore o riservare determinate ore della giornata per un orario di lavoro ininterrotto. Presentando chiari esempi di come questi adattamenti potrebbero migliorare la sua produttività, Michael ha dimostrato in modo convincente le sue esigenze.

Il suo supervisore e il team delle risorse umane sono stati ricettivi alla sua richiesta e hanno collaborato con lui per implementare le soluzioni proposte. Questa esperienza ha insegnato a Michael l'importanza di essere proattivi e preparati quando si richiede una sistemazione. Ha inoltre evidenziato il valore della comunicazione aperta e della collaborazione nella creazione di un ambiente di lavoro favorevole.

Per altri, come Lisa, che lavora in un contesto di vendita al dettaglio, la richiesta di sistemazioni implicava la ricerca di supporto e risorse esterne. Lisa trovava difficile gestire le esigenze fisiche del suo lavoro, come stare in piedi per lunghi periodi e trasportare oggetti pesanti. Ha deciso di chiedere consiglio a un consulente di riabilitazione professionale, che l'ha aiutata a identificare soluzioni specifiche che avrebbero potuto rendere il suo lavoro più gestibile.

Con la guida del consulente, Lisa ha richiesto sistemazioni come uno sgabello su cui sedersi durante i suoi turni e assistenza nei compiti di sollevamento pesanti. Ha anche collaborato con il suo supervisore per adattare il suo programma in modo da includere pause più frequenti. Sfruttando il supporto esterno e comunicando chiaramente le sue esigenze, Lisa è stata in grado di garantire le sistemazioni necessarie per prosperare nel suo ruolo.

Conoscere i propri diritti legali e le risorse disponibili è fondamentale quando si sostengono le proprie esigenze sul posto di lavoro. Per molti, ciò implica la comprensione di leggi come l'Americans with Disabilities Act (ADA) e le protezioni che fornisce. L'ADA richiede ai datori di lavoro di fornire soluzioni ragionevoli ai dipendenti qualificati con disabilità, purché ciò non causi eccessive difficoltà all'azienda.

David, un graphic designer, si è trovato ad affrontare resistenze quando inizialmente ha richiesto soluzioni per la sua ansia e sensibilità sensoriale. Il suo datore di lavoro era riluttante ad apportare modifiche, citando preoccupazioni sui costi e sulle interruzioni. Sentendosi frustrato e insicuro su cosa fare dopo, David ha deciso di indagare sui suoi diritti legali.

Attraverso risorse online e consultazioni con esperti legali, David è venuto a conoscenza delle tutele offerte dall'ADA. Ha scoperto di avere il diritto di richiedere soluzioni ragionevoli e che il suo datore di lavoro era obbligato a impegnarsi in un processo interattivo per determinare gli adeguamenti adeguati. Forte di questa conoscenza, David si è rivolto nuovamente al suo dipartimento delle risorse umane, questa volta con una comprensione più chiara dei suoi diritti e del supporto legale per sostenere la sua richiesta.

La tenacia di David ha dato i suoi frutti, poiché il suo datore di lavoro alla fine ha accettato di implementare soluzioni come orari di lavoro flessibili e uno spazio di lavoro più tranquillo. Questa esperienza ha sottolineato l'importanza di essere informati sui propri diritti legali ed essere pronti a difendere se stessi quando necessario.

Oltre alle tutele legali, sono disponibili numerose risorse per supportare le persone nel difendere le loro esigenze. Organizzazioni come il Job Accommodation Network (JAN) forniscono consulenza gratuita e riservata sugli adattamenti sul posto di lavoro e sulle questioni relative all'occupazione per disabili. Anche i servizi di riabilitazione professionale, i gruppi di sostegno e le organizzazioni di tutela possono offrire guida e assistenza preziose.

Emily, una rappresentante del servizio clienti, ha trovato un immenso sostegno attraverso un'organizzazione locale di difesa dell'autismo. Ha frequentato seminari e gruppi di supporto in cui ha appreso strategie di advocacy efficaci e si è messa in contatto con altri che affrontano sfide simili. Queste risorse le hanno fornito la conoscenza e la sicurezza necessarie per difendere le sue esigenze sul lavoro.

Quando Emily incontrava difficoltà con l'ambiente sensoriale nel suo ufficio, utilizzava le strategie che aveva imparato per comunicare in modo efficace i suoi bisogni. Ha richiesto soluzioni come cuffie con cancellazione del rumore e un divisorio sulla scrivania per ridurre le distrazioni. Il suo datore di lavoro è stato di supporto e ha implementato i cambiamenti, creando per Emily un ambiente di lavoro più confortevole e produttivo.

Le storie di Daniel, Anna, Michael, Lisa, David ed Emily illustrano l'importanza di comprendere gli adattamenti sul posto di lavoro, sapere come richiederli ed essere consapevoli dei diritti e delle risorse legali. Ciascuno di questi individui ha affrontato sfide uniche e ha trovato modi per difendere le proprie esigenze, creando in definitiva ambienti di lavoro più favorevoli ed efficaci.

Avere successo sul posto di lavoro implica non solo comprendere le proprie esigenze, ma anche essere proattivi e informati sulle risorse e sulle tutele a propria disposizione. Imparando a conoscere gli adattamenti sul posto di lavoro, preparandoti a richiederli in modo efficace e conoscendo i tuoi diritti legali, puoi assumere il controllo del tuo ambiente di lavoro e prepararti per il successo.

Immagina il senso di empowerment che deriva dal sapere di avere gli strumenti e le conoscenze per sostenere le tue esigenze. Immagina di comunicare con sicurezza le tue sfide e proporre soluzioni che ti consentano di svolgere il tuo lavoro migliore. Questi sono obiettivi realizzabili e, con dedizione e le giuste strategie, puoi creare un ambiente di lavoro che supporti il tuo successo e il tuo benessere.

Capitolo 7

Costruire fiducia in se stessi e autostima

Costruire fiducia in se stessi e autostima è un viaggio trasformativo, soprattutto per gli adulti con autismo. Questo capitolo esplora il percorso per superare i dubbi su se stessi e il dialogo interiore negativo, stabilire obiettivi realistici e celebrare i risultati ottenuti. Attraverso storie personali e consigli pratici, questo capitolo mira a ispirarti e a darti la forza di abbracciare i tuoi punti di forza, raggiungere i tuoi obiettivi e riconoscere il tuo valore.

Superare i dubbi su se stessi e il dialogo interiore negativo è spesso il primo e più impegnativo passo per costruire la fiducia in se stessi. Considera la storia di Mia, un'artista di talento che ha lottato con i dubbi su se stessa per tutta la vita. Nonostante le sue capacità artistiche e creatività, Mia metteva costantemente in dubbio le sue capacità e temeva le critiche. Questa insicurezza le ha impedito di mostrare il suo lavoro e di perseguire opportunità che potessero far avanzare la sua carriera.

Il punto di svolta di Mia è arrivato quando ha deciso di affrontare il suo dialogo interiore negativo. Ha iniziato tenendo un diario, documentando i casi in cui si insinuava il dubbio su se stessa e i pensieri specifici che lo accompagnavano. In tal modo, Mia ha iniziato a riconoscere gli schemi nel suo pensiero e i fattori scatenanti che hanno scatenato il suo dialogo interiore negativo. Notò che la sua paura di non essere abbastanza brava spesso derivava da esperienze passate in cui il suo lavoro era stato criticato duramente.

Con questa consapevolezza, Mia ha iniziato a sfidare i suoi pensieri negativi. Ogni volta che si sorprendeva a pensare: "Non sono abbastanza brava", ribatteva con prove dei suoi risultati e feedback positivi che aveva ricevuto. Si ricordò delle volte in cui le sue opere d'arte erano state elogiate e della gioia che portavano agli altri. Questa pratica ha aiutato Mia a cambiare prospettiva e a costruire una visione più equilibrata delle sue capacità.

Mia ha anche cercato il sostegno di un mentore, un artista affermato che ha compreso le sue difficoltà. Il mentore ha fornito feedback costruttivi, incoraggiamento e consigli pratici su come migliorare il suo lavoro. Questa convalida e guida esterna hanno aiutato Mia ad acquisire fiducia nelle sue capacità e a mettere a tacere il suo critico interiore.

Stabilire obiettivi realistici ha svolto un ruolo cruciale nel viaggio di Mia per acquisire fiducia in se stessa. Ha iniziato fissando obiettivi piccoli e raggiungibili in linea con le sue aspirazioni artistiche. Ad esempio, invece di puntare a esporre immediatamente il suo lavoro in una galleria prestigiosa, Mia si è posta l'obiettivo di partecipare a mostre d'arte locali e mostre online. Questi obiettivi più piccoli erano più raggiungibili e hanno permesso a Mia di sperimentare il successo e creare slancio.

Man mano che Mia raggiungeva ogni obiettivo, la sua fiducia cresceva. Ha celebrato ogni traguardo, non importa quanto piccolo, riconoscendo i progressi che stava facendo. Questo approccio non solo ha aumentato la sua autostima, ma l'ha anche motivata a continuare a perseguire i suoi sogni più grandi.

Per altri come Jake, uno sviluppatore di software, superare i dubbi su se stessi significava affrontare la paura di fallire. Jake era sempre stato appassionato di programmazione, ma dubitava della sua capacità di avere successo in un settore competitivo. La paura di commettere errori e di essere giudicato dagli altri spesso gli ha impedito di intraprendere progetti impegnativi.

La svolta di Jake è arrivata quando ha abbracciato una mentalità di crescita. Ha iniziato a considerare gli errori come opportunità di apprendimento piuttosto che come fallimenti. Ogni volta che incontrava una battuta d'arresto, Jake analizzava cosa era andato storto e cosa poteva imparare dall'esperienza. Questo cambiamento di prospettiva gli ha permesso di affrontare le sfide con curiosità e resilienza piuttosto che con paura.

Per rafforzare la sua fiducia, Jake ha fissato obiettivi realistici e incrementali. Ha iniziato con piccoli progetti di codifica che rientravano nel suo livello di abilità e gradualmente ha assunto compiti più complessi man mano che la sua sicurezza cresceva. Ogni progetto di successo rafforzava la sua fiducia nelle sue capacità e dimostrava i suoi progressi.

Jake ha anche trovato utile cercare feedback da colleghi e mentori. Le critiche costruttive lo hanno aiutato a identificare le aree di miglioramento mentre il feedback positivo ha convalidato i suoi punti di forza. Cercando attivamente feedback e utilizzandolo per crescere, Jake ha sviluppato un più forte senso di autostima e fiducia nelle sue capacità.

Celebrare i risultati raggiunti è un modo potente per aumentare l'autostima e rafforzare la percezione di sé positiva. Per molti adulti con autismo, riconoscere e celebrare i propri risultati può essere un'esperienza trasformativa. Prendiamo l'esempio di Laura, una scrittrice che ha lottato per anni con problemi di autostima. Nonostante il suo talento nel raccontare storie, Laura spesso respingeva i suoi successi e si sentiva indegna di lode.

Il viaggio di Laura per acquisire fiducia in se stessa è iniziato quando ha deciso di celebrare i suoi successi, non importa quanto piccoli. Ha creato un "diario dei successi" in cui ha registrato ogni risultato ottenuto, dal completamento di un progetto di scrittura alla ricezione di feedback positivi dai lettori. Questa pratica ha aiutato Laura a riconoscere i suoi progressi e ad apprezzare il suo duro lavoro.

Laura ha anche fatto uno sforzo consapevole per condividere i suoi risultati con gli altri. Ha aperto un blog in cui ha pubblicato aggiornamenti sul suo viaggio nella scrittura, condividendo sia i suoi successi che le sue sfide. Le risposte positive dei suoi lettori e l'incoraggiamento che ha ricevuto hanno rafforzato la sua fiducia e l'hanno motivata ad andare avanti.

Superare i dubbi su se stessi e il dialogo interiore negativo, stabilire obiettivi realistici e celebrare i risultati sono processi interconnessi che contribuiscono a costruire fiducia in se stessi e autostima. Per gli adulti con autismo, queste pratiche possono essere particolarmente responsabilizzanti, aiutandoli a riconoscere il proprio valore e potenziale.

Consideriamo la storia di Alex, un musicista che ha dovuto affrontare notevoli dubbi su se stesso a causa di passate esperienze di bullismo e rifiuto. Nonostante la sua passione per la musica e il suo innegabile talento, Alex metteva costantemente in dubbio le sue capacità e temeva di essere giudicato. Questa insicurezza gli ha impedito di condividere la sua musica con un pubblico più ampio.

Il viaggio di Alex per costruire la fiducia in se stesso è iniziato con la terapia, dove ha esplorato le radici dei suoi dubbi su se stesso e del dialogo interiore negativo. Attraverso la terapia, Alex ha imparato a sfidare le convinzioni negative che aveva interiorizzato e a sostituirle con pensieri più positivi e di sostegno. Praticava l'autocompassione, ricordando a se stesso che il suo valore non era determinato dalle opinioni degli altri.

Stabilire obiettivi realistici ha giocato un ruolo cruciale nel viaggio di Alex. Invece di puntare a esibirsi immediatamente in grandi locali, si è posto l'obiettivo di condividere la sua musica nelle serate a microfono aperto locali e negli eventi della comunità. Questi obiettivi più piccoli e realizzabili hanno permesso ad Alex di acquisire esperienza e fiducia in un ambiente favorevole. Ogni esibizione, non importa quanto piccola, era un passo verso la costruzione della sua autostima.

Celebrare i suoi successi è stata una parte vitale del viaggio di Alex. Ha voluto riconoscere i suoi progressi e apprezzare lo sforzo che ha messo in ogni esibizione. Che si trattasse di un concerto di successo o di un feedback positivo da parte del pubblico, Alex ha celebrato ogni traguardo. Questa pratica ha rafforzato la sua fiducia nelle sue capacità e lo ha motivato a continuare a perseguire la sua passione.

Per Emma, una graphic designer, costruire la fiducia in se stessi significava superare la paura del giudizio e del confronto. Emma spesso si paragonava ad altri nel suo campo e di conseguenza si sentiva inadeguata. Ha lottato con un dialogo interiore negativo, dubitando costantemente della sua creatività e delle sue capacità.

La svolta di Emma è arrivata quando ha deciso di concentrarsi sui suoi punti di forza e sui suoi risultati unici piuttosto che confrontarsi con gli altri. Ha avviato un progetto portfolio, mostrando i suoi lavori migliori e documentando il suo processo creativo. Questo progetto ha permesso ad Emma di vedere la sua crescita e progresso nel tempo e di apprezzare il suo stile e la sua prospettiva unici.

Stabilire obiettivi realistici ha aiutato Emma a rafforzare la sua fiducia. Si è posta l'obiettivo di presentare il suo lavoro a concorsi di progettazione e di chiedere feedback ai professionisti del settore. Ogni invio e feedback è stato un passo verso la costruzione della sua autostima e il riconoscimento del suo talento.

Celebrare i suoi successi era essenziale per Emma. Aveva l'abitudine di riconoscere i suoi progressi e di ricompensarsi per il suo duro lavoro. Che si trattasse di un progetto di successo o di un feedback positivo da parte di un cliente, Emma celebrava ogni vittoria. Questa pratica l'ha aiutata a costruire una relazione più positiva e di sostegno con se stessa.

Le storie di Mia, Jake, Laura, Alex ed Emma evidenziano l'importanza di superare i dubbi su se stessi e il dialogo interiore negativo, stabilire obiettivi realistici e celebrare i risultati ottenuti nella costruzione della fiducia in se stessi e dell'autostima. Il viaggio di ogni individuo è unico, ma i principi di autoconsapevolezza, definizione degli obiettivi e autocelebrazione sono universali.

Immagina il senso di empowerment che deriva dal riconoscere i tuoi punti di forza e i tuoi risultati. Immagina di stabilire obiettivi realizzabili e di celebrare ogni passo verso i tuoi sogni. Questi sono obiettivi raggiungibili e, con dedizione e pratica, puoi costruire un forte senso di fiducia in te stesso e autostima.

Capitolo 8

Gestire lo stress e l'ansia

Gestire lo stress e l'ansia è un aspetto cruciale per prosperare come adulto con autismo. Questo capitolo esplora come identificare i fattori scatenanti e i fattori di stress, sviluppare meccanismi di coping sani e praticare tecniche di consapevolezza e rilassamento. Attraverso storie di vita reale e consigli pratici, l'obiettivo è ispirarti e consentirti di gestire lo stress e l'ansia in modo efficace, favorendo un maggiore senso di benessere e resilienza.

Identificare fattori scatenanti e fattori di stress è il primo passo nella gestione dello stress e dell'ansia. Consideriamo la storia di Sarah, un ingegnere informatico che spesso sperimentava un'ansia travolgente sul lavoro. Notò che i suoi livelli di ansia aumentavano durante le riunioni del team, ma non riusciva a individuarne il motivo. Determinata a comprendere i suoi fattori scatenanti, Sarah ha iniziato a tenere un diario quotidiano in cui documentava le sue emozioni, i suoi pensieri e le situazioni specifiche che le causavano ansia.

Attraverso questa pratica di journaling, Sarah ha identificato diversi modelli. Si rese conto che la sua ansia era innescata da gruppi numerosi, cambiamenti inaspettati nel suo programma e alti livelli di rumore in ufficio. Questa ritrovata consapevolezza ha aiutato Sarah a capire che i suoi fattori di stress erano legati al sovraccarico sensoriale e alle interazioni sociali, sfide comuni per gli adulti con autismo.

Con questa consapevolezza, Sarah ha adottato misure proattive per gestire i suoi fattori scatenanti. Ha parlato con il suo manager della sua esigenza di uno spazio di lavoro più silenzioso e ha richiesto cuffie con cancellazione del rumore per aiutarla a concentrarsi. Inoltre, Sarah ha iniziato a prepararsi in anticipo per le riunioni, permettendole di sentirsi più in controllo e meno ansiosa durante le discussioni. Identificando i suoi fattori scatenanti, Sarah è stata in grado di implementare cambiamenti che hanno ridotto significativamente i suoi livelli di ansia.

Per altri come Tom, identificare i fattori di stress implicava comprendere l'impatto delle sensibilità sensoriali. Tom, che lavorava in un vivace ambiente di vendita al dettaglio, spesso si sentiva sopraffatto dal rumore costante e dalle luci intense. La sua ansia si accumulava durante il giorno, lasciandolo esausto e stressato. La svolta di Tom è arrivata quando ha iniziato a utilizzare strumenti sensoriali per gestire il suo ambiente.

Tom ha investito in tappi per le orecchie e occhiali colorati per ridurre gli input sensoriali. Ha anche parlato con il suo supervisore della possibilità di fare brevi pause durante il suo turno per uscire e ricaricarsi in uno spazio più tranquillo. Questi aggiustamenti hanno aiutato Tom a gestire la sua sensibilità sensoriale, portando ad una notevole riduzione dei suoi livelli di ansia.

Sviluppare meccanismi di coping sani è essenziale per gestire lo stress e l'ansia. Per molti adulti con autismo, le strategie tradizionali di coping potrebbero non essere sempre efficaci, quindi trovare approcci personalizzati è fondamentale. Prendiamo l'esempio di Emma, una studentessa universitaria che lottava contro l'ansia durante gli esami. Emma ha scoperto che gli esercizi di respirazione profonda e le tecniche di visualizzazione l'hanno aiutata a calmare la mente e a ridurre lo stress.

Prima di ogni esame, Emma trascorreva alcuni minuti praticando la respirazione profonda, inspirando profondamente attraverso il naso ed espirando lentamente attraverso la bocca. Ha anche visualizzato se stessa mentre completava con successo l'esame, immaginando il senso di realizzazione e sollievo che avrebbe provato in seguito. Queste tecniche hanno aiutato Emma ad entrare in uno stato più rilassato, permettendole di ottenere risultati migliori sotto pressione.

Emma ha anche scoperto i benefici degli strumenti sensoriali come meccanismi di coping. Portava nella borsa un piccolo giocattolo irrequieto, che usava con discrezione durante gli esami per aiutarla a gestire la sua ansia. La stimolazione tattile ha fornito un effetto calmante, aiutandola a rimanere concentrata e con i piedi per terra. Incorporando questi meccanismi di coping personalizzati, Emma è stata in grado di affrontare le situazioni stressanti in modo più efficace.

Per Alex, un graphic designer, lo sviluppo di meccanismi di coping sani implicava la creazione di una routine equilibrata che includesse esercizio fisico regolare e pratiche di cura di sé. Alex ha scoperto che l'attività fisica, come il jogging e lo yoga, aiuta a rilasciare la tensione accumulata e a ridurre l'ansia. Per lui era prioritario incorporare l'esercizio fisico nella sua routine quotidiana, scoprendo che non solo migliorava la sua salute fisica, ma migliorava anche il suo umore e il suo benessere generale.

Oltre all'esercizio fisico, Alex praticava la cura di sé dedicando tempo alle attività che gli piacevano, come leggere e dipingere. Queste attività gli hanno fornito un senso di rilassamento e appagamento, aiutandolo a ricaricarsi e a gestire lo stress. Dando priorità alla cura di sé e incorporando sani meccanismi di coping nella sua routine, Alex è stato meglio attrezzato per gestire le sfide della vita quotidiana.

Praticare tecniche di consapevolezza e rilassamento è un modo efficace per gestire lo stress e l'ansia. Per molti adulti con autismo, la consapevolezza può aiutare a creare un senso di calma e presenza, riducendo l'impatto dei fattori di stress. Considera la storia di

Jenny, una professionista del marketing che lottava contro l'ansia cronica. Jenny ha scoperto che la meditazione consapevole è un modo per gestire lo stress e l'ha trovata trasformativa.

Jenny ha iniziato dedicando qualche minuto ogni giorno alla meditazione consapevole. Trovò uno spazio tranquillo, si sedette comodamente e si concentrò sul respiro. Ogni volta che la sua mente vagava, riportava dolcemente la sua attenzione al respiro. Questa pratica ha aiutato Jenny a coltivare un senso di calma e presenza, riducendo l'intensità della sua ansia.

Nel corso del tempo, Jenny ha incorporato la consapevolezza nelle sue attività quotidiane. Ha praticato un'alimentazione consapevole, assaporando ogni boccone dei suoi pasti e prestando attenzione ai sapori e alle consistenze. Ha utilizzato anche tecniche di consapevolezza durante situazioni stressanti, come fare alcuni respiri profondi prima di una riunione o di un compito impegnativo. Queste pratiche hanno aiutato Jenny a rimanere con i piedi per terra e a gestire la sua ansia in modo più efficace.

Oltre alla consapevolezza, possono essere utili tecniche di rilassamento come il rilassamento muscolare progressivo e l'immaginazione guidata. Per David, un insegnante di scuola superiore, il rilassamento muscolare progressivo è diventato una strategia fondamentale per gestire lo stress. Alla fine di ogni giornata, David dedicava del tempo a tendere e rilassare sistematicamente ogni gruppo muscolare del suo corpo. Questa pratica lo ha aiutato a rilasciare la tensione fisica ed entrare in uno stato di profondo rilassamento.

David ha trovato utili anche le immagini guidate. Ha utilizzato registrazioni audio che lo hanno guidato nella visualizzazione di scene rilassanti e pacifiche, come camminare su una spiaggia o sedersi in una foresta tranquilla. Queste visualizzazioni fornivano una fuga mentale dai fattori di stress, permettendo a David di ricaricarsi e ridurre i suoi livelli di ansia.

Per altri come Lisa, incorporare tecniche di consapevolezza e rilassamento nella routine quotidiana ha fornito vantaggi significativi. Lisa, una rappresentante del servizio clienti, ha scoperto che iniziare la giornata con una breve sessione di consapevolezza l'ha aiutata a creare un tono positivo. Trascorse alcuni minuti concentrandosi sul respiro e fissando un'intenzione per la giornata, come rimanere calma e concentrata.

Durante il giorno, Lisa praticava la respirazione consapevole ogni volta che si sentiva stressata o sopraffatta. Ha scoperto che anche pochi respiri profondi potevano aiutarla a resettare e ad affrontare le sfide con una mente più lucida. La sera, Lisa praticava tecniche di rilassamento come fare un bagno caldo, ascoltare musica rilassante o fare delicati allungamenti. Queste pratiche l'hanno aiutata a rilassarsi e a prepararsi per un sonno ristoratore.

Le storie di Sarah, Tom, Emma, Alex, Jenny, David e Lisa evidenziano l'importanza di identificare fattori scatenanti e fattori di stress, sviluppare meccanismi di coping sani e praticare tecniche di consapevolezza e rilassamento nella gestione dello stress e dell'ansia. Il viaggio di ogni individuo è unico, ma i principi di autoconsapevolezza, strategie di coping personalizzate e consapevolezza sono universali.

Immagina il senso di empowerment che deriva dalla comprensione dei tuoi fattori di stress e dall'avere strategie efficaci per gestirli. Immagina di sentirti più in controllo e meno sopraffatto, in grado di affrontare le sfide con maggiore resilienza e calma. Questi sono obiettivi raggiungibili e, con dedizione e pratica, puoi gestire lo stress e l'ansia in modo più efficace.

Capitolo 9

Perseguire hobby e interessi

Perseguire hobby e interessi è un aspetto cruciale per vivere una vita appagante, in particolare per gli adulti con autismo. Impegnarsi in attività divertenti, raccogliere i benefici dell'espressione creativa e costruire una comunità solidale può migliorare significativamente la qualità della vita. Questo capitolo approfondisce questi temi attraverso storie di vita reale e consigli pratici, con l'obiettivo di ispirarti e darti la forza di trovare gioia e connessione attraverso le tue passioni.

Trovare e impegnarsi in attività divertenti può essere un'esperienza trasformativa. Prendi la storia di Ben, un giovane che ha scoperto la passione per la fotografia. Crescendo, Ben ha spesso lottato con le interazioni sociali e si è sentito isolato. Tuttavia, tutto è cambiato quando ha preso in mano una macchina fotografica per la prima volta. La fotografia è diventata per Ben uno sbocco per esprimere se stesso e connettersi con il mondo in un modo che fosse comodo e significativo.

Ben ha iniziato ad esplorare il suo quartiere, catturando immagini di natura, architettura e persone. L'atto di inquadrare uno scatto, concentrarsi sui dettagli e catturare i momenti gli ha procurato una gioia immensa. La fotografia ha fornito a Ben uno scopo e gli ha permesso di vedere la bellezza nella vita di tutti i giorni. Lo ha anche aiutato a sviluppare un apprezzamento più profondo per ciò che lo circonda e ha suscitato una curiosità per il mondo.

Man mano che Ben affinava le sue capacità, ha deciso di condividere il suo lavoro online. Ha creato un blog di fotografia dove ha pubblicato le sue foto e ha scritto delle sue esperienze. Il feedback positivo e l'incoraggiamento che ha ricevuto dalla comunità online hanno rafforzato la sua fiducia e lo hanno motivato a continuare a perseguire la sua passione. La fotografia ha anche aperto le porte a nuove opportunità per Ben. Ha iniziato a partecipare a mostre fotografiche locali, dove ha incontrato persone che la pensavano allo stesso modo e che condividevano i suoi interessi.

Per Emma, scoprire il suo amore per il giardinaggio è stato un momento cruciale. Ad Emma è sempre piaciuto trascorrere del tempo all'aria aperta, ma non ha mai preso in considerazione l'idea di dedicarsi al giardinaggio finché non ha frequentato un seminario comunitario di giardinaggio. L'esperienza pratica di piantare semi, coltivare piante e vederle crescere ha avuto una risonanza profonda con lei. Il giardinaggio è diventato un'attività terapeutica che ha permesso ad Emma di connettersi con la natura e trovare conforto nel processo.

Emma ha trasformato il suo cortile in uno splendido giardino, pieno di fiori colorati, verdure ed erbe aromatiche. L'atto di prendersi cura delle sue piante le ha fornito un senso di realizzazione e appagamento. Anche il giardinaggio è diventata una pratica consapevole per Emma. Ha scoperto che trascorrere del tempo nel suo giardino l'ha aiutata a rilassarsi, a ridurre lo stress e a rimanere presente nel momento.

Il giardino di Emma è diventato uno spazio di riflessione e crescita personale. Ha avviato un diario di giardinaggio in cui documentava le sue esperienze, monitorava i progressi delle sue piante e annotava le lezioni apprese lungo il percorso. Condividere il suo percorso di giardinaggio con amici e vicini ha anche aiutato Emma a creare legami e a promuovere un senso di comunità.

I vantaggi dell'espressione creativa non possono essere sopravvalutati. Per molti adulti con autismo, impegnarsi in attività creative fornisce uno sbocco per l'espressione di sé, la regolazione emotiva e la crescita personale. Considera la storia di Lily, una musicista di talento che ha trovato la sua voce attraverso la musica. Lily aveva sempre lottato con la comunicazione verbale, trovando difficile esprimere i suoi pensieri e le sue emozioni. Tuttavia, quando suonava il pianoforte, provava un senso di libertà e chiarezza.

La musica divenne la principale modalità di espressione di Lily. Ha riversato le sue emozioni nelle sue composizioni, utilizzando melodie e armonie per trasmettere sentimenti che non riusciva ad articolare con le parole. Suonare il pianoforte ha permesso a Lily di elaborare le sue emozioni, ridurre l'ansia e trovare la pace interiore. La sua musica è diventata una forma di autoterapia, aiutandola a navigare nelle complessità della vita.

Man mano che la fiducia di Lily nelle sue capacità musicali cresceva, iniziò ad esibirsi in eventi locali e a condividere le sue composizioni online. Il feedback positivo che ha ricevuto dal pubblico e dagli altri musicisti ha rafforzato il suo senso di autostima e l'ha incoraggiata a continuare a creare. La musica ha anche aperto nuove opportunità per Lily, comprese collaborazioni con altri artisti e inviti ad esibirsi in luoghi più grandi.

Per altri come Jack, l'arte visiva ha fornito un potente mezzo di espressione creativa. Jack, che era sempre stato attratto dal disegno e dalla pittura, trovò conforto nella creazione artistica. Il processo di applicazione del pennello sulla tela gli ha permesso di esplorare la sua immaginazione, esprimere il suo mondo interiore e comunicare in un modo che sembrava naturale e appagante.

L'arte di Jack si è evoluta nel tempo, riflettendo la sua crescita personale e le sue esperienze. Ha sperimentato diversi stili e mezzi, trovando gioia nel processo creativo. L'arte è diventata per Jack un modo per connettersi con gli altri, condividere la sua prospettiva e costruire un senso di identità. Ha iniziato a partecipare a mostre d'arte e a vendere il suo lavoro, cosa che gli ha fornito un senso di realizzazione e riconoscimento.

Costruire una comunità solidale è essenziale per perseguire hobby e interessi. Interagire con altri che condividono passioni simili può fornire incoraggiamento, ispirazione e senso di appartenenza. Considera la storia di Mark, un corridore appassionato che ha trovato comunità attraverso un club di corsa locale. A Mark è sempre piaciuto correre, ma spesso si sente isolato quando pratica il suo hobby da solo.

Unirsi al club di corsa ha trasformato l'esperienza di Mark. Ha incontrato persone che condividevano il suo entusiasmo per la corsa e capivano le sfide che doveva affrontare. Il club ha fornito un ambiente favorevole in cui Mark poteva fissare obiettivi, partecipare a corse di gruppo e ricevere incoraggiamento dagli altri corridori. Il senso di cameratismo e sostegno reciproco ha aiutato Mark a rimanere motivato e impegnato nella sua routine di corsa.

Il club di corsa ha anche presentato a Mark nuove opportunità, come la partecipazione a gare e corse di beneficenza. Questi eventi non solo hanno dato un senso di realizzazione, ma hanno anche permesso a Mark di restituire qualcosa alla comunità. Attraverso la corsa, Mark ha costruito amicizie durature e ha trovato uno scopo e una connessione.

Per altri come Sarah, trovare una comunità solidale significava unirsi a forum online e gruppi di social media relativi ai suoi interessi. Sarah, appassionata di cucina, ha trovato online una vivace community di appassionati di cucina. Si è unita a gruppi di cucina, dove poteva condividere ricette, chiedere consigli e connettersi con altri che condividevano il suo amore per l'arte culinaria.

La comunità online ha fornito a Sarah un patrimonio di conoscenze e ispirazione. Ha scoperto nuove ricette, tecniche di cucina e tendenze culinarie. Il sostegno e l'incoraggiamento che ha ricevuto dagli altri membri hanno rafforzato la sua fiducia e l'hanno motivata a sperimentare in cucina. Sarah ha anche aperto un blog di cucina, dove documentava le sue avventure culinarie e condivideva le sue creazioni con un pubblico più ampio.

Attraverso la community online, Sarah ha stretto contatti con persone da tutto il mondo che condividevano la sua passione per la cucina. Queste connessioni hanno fornito un senso di appartenenza e hanno arricchito il suo viaggio culinario. Sarah ha anche trovato l'opportunità di partecipare a corsi e workshop di cucina virtuali, ampliando ulteriormente le sue capacità e conoscenze.

Perseguire hobby e interessi, trarre vantaggio dall'espressione creativa e costruire una comunità solidale può migliorare significativamente la qualità della vita. Queste attività forniscono uno sbocco per l'espressione di sé, la regolazione emotiva e la crescita personale, favorendo al contempo un senso di connessione e appartenenza.

Immagina la gioia di scoprire una nuova passione e l'appagamento che deriva dall'impegnarsi in attività che ti rendono felice. Immagina di connetterti con altri che condividono i tuoi interessi, trovando incoraggiamento e ispirazione in una comunità solidale. Queste esperienze sono a portata di mano e, con dedizione e mente aperta, puoi trovare gioia e connessione attraverso le tue passioni.

Conclusione

Abbraccia il tuo viaggio unico

Abbracciare il tuo viaggio unico da adulto con autismo è un processo profondo e responsabilizzante. Si tratta di celebrare l'individualità, continuare la crescita e lo sviluppo personale e cercare risorse per un supporto continuo. Questa conclusione mira a ispirarti ad abbracciare il tuo percorso con fiducia, resilienza e gioia, riconoscendo che il tuo viaggio è unicamente tuo e vale la pena celebrarlo.

Celebrare l'individualità è la pietra angolare per abbracciare il tuo viaggio unico. Ogni persona con autismo possiede una distinta combinazione di punti di forza, sfide, interessi e prospettive che la rendono ciò che è. La bellezza dell'individualità risiede nella diversità che porta nel mondo, creando un ricco arazzo di esperienze umane. Considera la storia di Alex, che, nonostante abbia dovuto affrontare numerose sfide, ha imparato ad abbracciare la sua individualità e a trovare orgoglio nelle sue qualità uniche.

Alex, un grafico di talento, ha lottato con le interazioni sociali e la sensibilità sensoriale per gran parte della sua vita. Tuttavia, ha scoperto che il suo occhio attento ai dettagli e la creatività erano punti di forza eccezionali nel suo campo. Concentrandosi sui suoi punti di forza,

Alex ha costruito una carriera di successo e ha sviluppato un senso di autostima. Si rese conto che la sua prospettiva unica gli permetteva di creare progetti che si distinguevano e trovavano risonanza tra le persone. Il viaggio di Alex ci insegna che celebrare l'individualità implica riconoscere e valorizzare il nostro contributo unico al mondo.

Per Sarah, celebrare l'individualità significava abbracciare il suo amore per la narrazione. Sarah è sempre stata affascinata dai libri e dal potere delle narrazioni di connettere le persone. Nonostante abbia dovuto affrontare difficoltà comunicative, ha trovato la sua voce attraverso la scrittura. Le storie di Sarah, ricche di immaginazione ed emozione, hanno toccato il cuore dei lettori e le hanno permesso di connettersi con gli altri a un livello più profondo. Il suo viaggio evidenzia che celebrare l'individualità significa trovare e coltivare le proprie passioni, usandole come veicolo per esprimere se stessi e creare connessioni significative.

La crescita e lo sviluppo personali continui sono un viaggio che dura tutta la vita. Abbracciare il tuo percorso unico implica un impegno nell'apprendimento, nell'evoluzione e nella ricerca dell'auto-miglioramento. Prendi l'esempio di Mark, che ha scoperto la passione per l'apprendimento di nuove competenze come un modo per crescere continuamente. Mark è sempre stato curioso della tecnologia e ha deciso di seguire corsi online di programmazione. Nonostante le difficoltà iniziali, ha perseverato e alla fine è diventato esperto in diversi linguaggi di programmazione.

La dedizione di Mark alla crescita personale gli ha aperto nuove opportunità, sia a livello professionale che personale. Ha trovato soddisfazione nel risolvere problemi complessi e le sue nuove capacità gli hanno permesso di contribuire a progetti che lo appassionavano. Il viaggio di Mark illustra che la crescita personale non è una destinazione ma un processo continuo. Abbracciando una mentalità di apprendimento continuo, puoi sbloccare nuovi potenziali e arricchire la tua vita in modi inaspettati.

Per Emma, la continua crescita personale significava esplorare nuovi hobby e interessi. Emma è sempre stata incuriosita dalla fotografia ma non l'ha mai perseguita seriamente. Incoraggiata da un'amica, ha deciso di frequentare un corso di fotografia. L'esperienza è stata trasformativa. Emma ha scoperto un nuovo modo di vedere il mondo, catturando momenti ed emozioni attraverso il suo obiettivo. La fotografia è diventata una fonte di gioia e un mezzo di espressione di sé.

Il viaggio di Emma dimostra che la crescita personale spesso implica uscire dalla propria zona di comfort e provare cose nuove. Esplorando diverse attività e interessi, puoi scoprire talenti e passioni nascosti che aggiungono profondità e ricchezza alla tua vita. Abbracciare il tuo viaggio unico significa essere aperto a nuove esperienze e permetterti di crescere in modi diversi e significativi.

Le risorse per il supporto continuo svolgono un ruolo cruciale nell'intraprendere il tuo viaggio unico. L'accesso alle risorse giuste può fornire guida, incoraggiamento e assistenza pratica, aiutandoti ad affrontare le sfide e a raggiungere i tuoi obiettivi. Considera la storia di Lily, che ha trovato un supporto inestimabile attraverso un gruppo locale di supporto per l'autismo. Il gruppo ha fornito uno spazio sicuro alle persone con autismo per condividere le proprie esperienze, offrire consigli e costruire un senso di comunità.

Attraverso il gruppo di supporto, Lily ha acquisito informazioni sulla gestione delle sfide quotidiane, sulla difesa dei suoi bisogni e sulla ricerca di risorse per lo sviluppo personale. Le connessioni che ha stabilito con altri che hanno compreso le sue esperienze sono state particolarmente di impatto. Il viaggio di Lily evidenzia l'importanza di cercare reti di supporto che possano fornire empatia, comprensione e assistenza pratica.

Le risorse online offrono anche numerose informazioni e supporto per gli adulti con autismo. Siti web, forum e gruppi di social media dedicati all'autismo forniscono piattaforme per condividere esperienze, accedere a informazioni e trovare comunità. Ad esempio, Alex ha trovato online una vivace comunità di grafici con autismo. La comunità ha offerto uno spazio per condividere lavoro, cercare feedback e connettersi con altri che hanno affrontato sfide e trionfi simili.

L'esperienza di Alex sottolinea il valore delle risorse digitali nel fornire un supporto continuo. Interagendo con le community online, puoi accedere a una vasta gamma di prospettive, ottenere nuove informazioni e trovare incoraggiamento da altri in percorsi simili. Internet offre una miriade di risorse che possono consentirti di percorrere il tuo percorso unico con sicurezza.

Anche le risorse professionali, come terapisti, allenatori e mentori, svolgono un ruolo significativo nel supporto continuo. Emma, che lottava con ansia e sensibilità sensoriale, ha cercato l'aiuto di un terapista specializzato in autismo. Attraverso la terapia, Emma ha acquisito strategie per gestire la sua ansia, migliorare le sue capacità di coping e migliorare il suo benessere generale. Il supporto professionale che ha ricevuto è stato determinante nell'aiutarla a prosperare.

Il viaggio di Emma dimostra l'importanza di cercare un aiuto professionale quando necessario. Terapisti, coach e mentori possono fornire guida, supporto e strategie su misura per aiutarti ad affrontare sfide specifiche e raggiungere i tuoi obiettivi. Abbracciare il tuo viaggio unico significa riconoscere quando cercare aiuto e utilizzare l'esperienza dei professionisti per supportare la tua crescita e il tuo benessere.

Anche la famiglia e gli amici costituiscono una parte vitale della tua rete di supporto. La loro comprensione, incoraggiamento e amore possono fornire una solida base mentre percorri il tuo viaggio unico. Per Sarah, il sostegno della sua famiglia è stato inestimabile. L'hanno incoraggiata a perseguire la sua passione per la narrazione e le hanno fornito un ambiente stimolante in cui si sentiva sicura di esprimersi.

L'esperienza di Sarah evidenzia l'importanza di circondarsi di persone solidali e comprensive. La famiglia e gli amici che celebrano la tua individualità, incoraggiano la tua crescita personale e ti sostengono durante le sfide possono fare una differenza significativa nel tuo viaggio. Costruire e mantenere relazioni forti con coloro che si prendono cura di te è un aspetto cruciale per abbracciare il tuo percorso unico.

Immagina il senso di empowerment e appagamento che deriva dal celebrare la tua individualità, dall'impegno per una crescita personale continua e dalla ricerca di un supporto continuo. Immagina di prosperare in una comunità che comprende e valorizza i tuoi contributi unici, trova gioia nelle tue passioni ed evolve continuamente come individuo. Questi sono obiettivi raggiungibili e, con dedizione, apertura e il giusto supporto, puoi abbracciare il tuo viaggio unico con fiducia e gioia.

www.ingramcontent.com/pod-product-compliance
Lightning Source LLC
Chambersburg PA
CBHW070754250726
48662CB00004B/1797